CURAGE

D'UN

FOYER DE GANGRÈNE

SUS-DIAPHRAGMATIQUE.

DU MÊME AUTEUR

Plaies par éclatement des doigts (*Journal des Sciences médicales de Lille*, *Bull. gén. de Thérap. méd. et chir.*, 1881, et *Gaz. des hôp.*, 10 nov. 1881).

Plaies par usure de la main et des doigts (*Journal des Sc. méd. de Lille* et *Thérap. contemp.*, 1881).

Corps étrangers spéciaux aux ouvriers de la métallurgie (*Revue médicale de Toulouse*, nov. et déc. 1882, *Bull. gén. de Thérapeutique* et *Journal des Sc. méd. de Lille*, 1883).

Étude sur les plaies déterminées par les peignes de filature (*Société de Médecine et de Chirurgie de Bordeaux*).

— Le même, traduit en espagnol par le Docteur F. Curòs Alcantara (*Encyclopedia medico-pharmaceùtica* de Barcelone, février 1884).

Plaie de l'avant-bras produite par une machine à percer ; fracture des deux os avec issue de l'un des fragments ; guérison (*Gaz. des hôp.*, 5 sept. 1882, et *J. des Sc. méd. de Lille*).

Étude sur les plaies des ouvriers en bois (*Comm. à la Société de Chirurgie de Paris*, 1883, et *Journal des Sciences médicales de Lille*, 1883).

— Le même, traduit en italien par le Docteur M. Venturoli (*Scienza italiana* de Bologne, janvier et février 1884).

— Le même, traduit en espagnol (*El Sentido catòlico en las ciencias medicas* de Barcelone, février et mars 1884).

Sur le pronostic des mutilations de la main (*Lecture faite à la Société de Chirurgie de Paris*, 16 janvier 1884).

Note sur les conséquences d'une plaie par peigne de filature (*Journal des Sc. méd. de Lille*).

Fracture de la colonne vertébrale; réduction des fragments déplacés; retour immédiat de la sensibilité et de la motilité; guérison. (*Bull. méd. du Nord*, 1873, p. 61, et *Gaz. des hôp.* 15-17 avril 1873.)

Manœuvres de réduction appliquées à un cas de traumatisme du rachis (*Ibidem*, 22 févr. 1882. *Union méd.* 1882).

Lésions tardives après un cas de traumatisme du rachis ; luxation spontanée de la rotule en dehors ; plaie ulcéreuse spéciale sous l'ischion. (*Lecture faite à la Société de Chirurgie de Paris*, 29 nov. 1882, et *Journal des Sc. méd. de Lille*, 1883.)

Pratique chirurgicale des établissements industriels, un vol. de 500 pages, avec 150 figures. Paris et Lille, 1883-86.

Arrachements dans les établissements industriels. (*Bulletin de l'Académie royale de médecine de Belgique*, 3° série, tome XVIII, n° 4)

(En collaboration avec le D' Bigo). Le crin de Florence et sa valeur thérapeutique (*Société de Thérapeutique de Paris*, 24 juin 1885).

Essai de cheiroplastie : tentative de restauration du pouce au moyen d'un débris de médius.

CURAGE

D'UN

FOYER DE GANGRÈNE

SUS-DIAPHRAGMATIQUE;

PAR

LE D^r Fr. GUERMONPREZ,

Correspondant de la *Société de Chirurgie de Paris.*

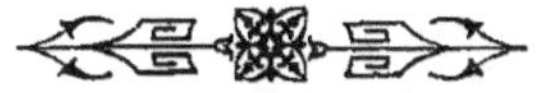

LILLE,

L. QUARRÉ, ÉDITEUR,

Grand'-Place.

1886.

CURAGE

D'UN

FOYER DE GANGRÈNE

SUS-DIAPHRAGMATIQUE. (¹)

Présenter un même malade successivement à deux Sociétés scientifiques est certainement une démarche d'exception ; — et je ne la ferais pas encore, si je ne savais de quelle façon plusieurs collègues de Lille veulent bien s'intéresser à la situation du sujet en cause. (²)

Voici donc le texte que j'ai eu l'honneur de présenter, en même temps que mon opéré, à la *Société de Chirurgie de Paris*, le 10 mars dernier. (³)

---

(1) Communication faite à la *Société des Sciences médicales de Lille*, avec présentation du malade, le 31 mars 1886.

(2) Les collègues, qui avaient bien voulu s'intéresser à la situation du sujet en cause, étaient présents à la séance.

(3) Cf. *Bulletins et Mémoires de la Société de Chirurgie de Paris*, 1886, tome XII, pages 195-198.

Curage d'un foyer de pleurésie circonscrite avec gangrène corticale du poumon ; accidents post - opératoires ; guérison.

Un homme de 27 ans, éprouve un point de côté à droite avec toux et dyspnée sans expectoration. Après un mois de temporisation, et sans cause appréciable, l'appétit se perd, l'amaigrissement progresse rapidement et les forces diminuent jusqu'à rendre tout travail impossible.

Vers la même époque, apparaît le début d'un abcès adhérent aux 9e et 10e côtes du côté droit, à peu près au niveau du bord du muscle grand dorsal. D'abord étroite et verticalement dirigée, cette collection s'étale peu à peu et acquiert une étendue de 8 à 10 cent. dans tous les sens.

Le 5 septembre, deux mois après le début, la dépression des forces est considérable ; les sueurs très abondantes, et une diarrhée qui persiste depuis huit jours, continue à l'accroître. La dyspnée est devenue pénible, la toux laborieuse, l'expectoration abondante, non spumeuse et très fétide, tellement fétide que les malades se plaignent d'occuper les lits voisins, malgré la correction établie par le liquide antiseptique dans le crachoir.

Le 7, je trouve la tumeur fluctuante vers le centre, très ferme dans sa périphérie, adhérente aux côtes, absolument irréductible. — Pendant une quinte de toux, ma main placée sur la tumeur, éprouve une sensation de gargouillement, analogue à celle que donne à l'oreille l'auscultation d'une caverne.

L'étude du reste de la poitrine permet de reconnaître l'intégrité du côté gauche et aussi du sommet droit, et en même temps les signes d'une pleurésie du tiers inférieur droit.

Une ponction est pratiquée dans le foyer à l'aide de l'aspirateur de M. Potain : il s'écoule du pus brunâtre et un peu de sang.

Une intervention chirurgicale est proposée au patient, acceptée par lui, et pratiquée immédiatement.

L'anesthésie est assurée à l'aide du chloroforme sans aucun incident notable.

Une incision sur le milieu de la collection superficielle dans une longueur de 10 à 12 centimètres, et suivant la direction des côtes, donne issue à du pus brunâtre, qui présente les mêmes caractères que celui de la ponction.

Une portion de la 10ᵉ côte, qui répond à la face profonde du foyer, est enlevée dans une étendue de sept centimètres : on n'y trouve pas le point de départ de l'abcès. Mais on distingue sur le périoste de la face interne de cette côte, un pertuis revêtu d'une surface molle, mince, violacée et de l'aspect d'une muqueuse. Un stylet, introduit dans ce trajet, se trouve en contact avec une portion dénudée de la côte placée immédiatement au-dessus : il en est enlevé un fragment long de neuf centimètres, sur lequel on reconnaît un foyer manifeste d'ostéite raréfiante.

Une seconde incision de la peau a été nécessaire pour y parvenir.

N'ayant pas ouvert le foyer intra-thoracique pendant ces premiers temps opératoires, je cherchai vainement, malgré tous mes soins, une fissure, un pertuis ou toute autre indication qui pût m'indiquer le passage entre le foyer extra-thoracique et le foyer intra-thoracique. Il est probable que l'insuccès de mes recherches doit être attribué à l'emploi de l'eau phéniquée double, que j'avais cru devoir choisir en raison de la fétidité du foyer.

A défaut de guide, je résolus d'ouvrir directement le foyer intra-thoracique.

Sur la proposition d'un confrère qui m'avait présenté le malade, je tentai l'incision dans le 10ᵉ espace intercostal et, procédant couche par couche, je sectionnai successivement les fibres obliques en bas et en avant de l'intercostal externe, puis celles obliques en bas et en arrière de l'intercostal interne, et j'en rencontrai d'autres plus profondes, dont la direction était de nouveau oblique en bas et en avant.

Redoutant la blessure du diaphragme, je m'arrêtai.

Une autre incision pratiquée sur le milieu du périoste de la 9ᵉ côte, et suivant la direction de cet os, me donne accès dans le foyer. Après exploration à l'aide du doigt, je fais une seconde incision perpendiculaire à la première, pour atteindre la partie la plus déclive, laquelle répond à la 10ᵉ côte et non pas au 10ᵉ espace intercostal. Le tissu ainsi sectionné du périoste et du 9ᵉ espace intercostal est très dur, comme scléreux : sa section ne donne aucune hémorrhagie, ni veineuse, ni artérielle.

Par l'ouverture ainsi pratiquée, j'introduis sans peine deux et même trois doigts et je retire un putrilage composé de pus et de débris plus ou moins consistants, dont M. le Dʳ Brault, médecin des hôpitaux de Paris, a bien voulu examiner deux fragments qui présentaient les caractères histologiques des fausses membranes de la plèvre. Dans un seul fragment, j'ai reconnu, (à l'aide de la potasse), la présence de quelques fibres élastiques (1).

Ces parties solides présentent dans la cavité une disposition aréolaire, dont presque tous les éléments sont friables et cèdent sous la moindre pression du doigt. Deux ou trois forment comme des colonnes de l'épaisseur d'une plume d'oie au *minimum* et d'une consistance presque ligneuse : je ne fais aucun effort pour en déterminer la rupture.

Après avoir pratiqué cette espèce de curage sans autre instrument que le doigt, je pratique un ample lavage de toutes les anfractuosités du foyer, en me guidant à l'aide du doigt et en injectant de l'eau phéniquée double (5 %) jusqu'à ce qu'elle n'entraîne plus de débris.

Deux drains percés de trous à leur extrémité seulement sont placés dans le fond du foyer intra-thoracique, et un autre drain ordinaire est installé sous la peau : l'ensemble des trois drains est groupé à la façon d'une flûte de Pan, au moyen d'une épingle anglaise.

La plaie cutanée est suturée à points passés à l'aide du crin de Florence, mais avec la précaution de laisser l'angle inférieur de la plaie largement béant.

Après une nouvelle injection d'eau phéniquée double, qui permet

---

(1) M. Catoir, préparateur d'histologie normale et d'anatomie pathologique, a bien voulu me montrer une préparation, qui présentait aussi un groupe très net de fibres élastiques isolées par l'action de la potasse caustique.

de reconnaître la perméabilité des drains, le pansement de Lister est appliqué , avec addition d'iodoforme sur toute la série des sutures. Une couche d'ouate et une très large bande de flanelle assurent une compression douce au dessus du pansement.

L'opération (y compris le temps du pansement) a duré un peu plus d'une heure.

Les suites immédiates ont été des plus satisfaisantes ; la douleur de côté et la dyspnée ont disparu. La toux, moins pénible, est suivie d'une expectoration spumeuse et sans fétidité.

Pendant les premiers jours, le malade se sent mieux. Les sutures sont enlevées le 6ᵉ jour et la réunion est obtenue, sauf au voisinage des drains.

Une injection d'une solution tiède hydro-alcoolique de thymol au millième est faite les 2ᵒ, 4ᵉ, 6ᵉ, 8ᵉ jours et sans incident notable.

Le 8ᵉ jour, reparaît une diarrhée, avec amaigrissement, fièvre intense et prostration.

Le 10ᵉ jour, survient un frisson d'une heure, avec dyspnée et retour de l'odeur fétide des crachats.

Presque toute la plaie perd le bénéfice des sutures ; l'angle postéro-inférieur résiste seul à cette distension avec processus ulcéreux de la cicatrice récente.

Le malade , très impatient et vraiment épuisé , se refuse à la réinstallation des drains, qui sont tombés de la plaie.

Le lavage et l'injection sont pratiqués à l'aide de la solution tiède de sublimé au millième.

Le 13ᵉ jour, la même injection est pratiquée.

Le 15ᵉ jour les crachats perdent leur odeur de gangrène pulmonaire.

Le 16ᵉ jour la diarrhée est notablement diminuée, mais le malade,

qui continue à s'affaiblir, a de l'hypothermie (fig. 1) : celle-ci persiste
jusqu'au 23ᵉ jour.

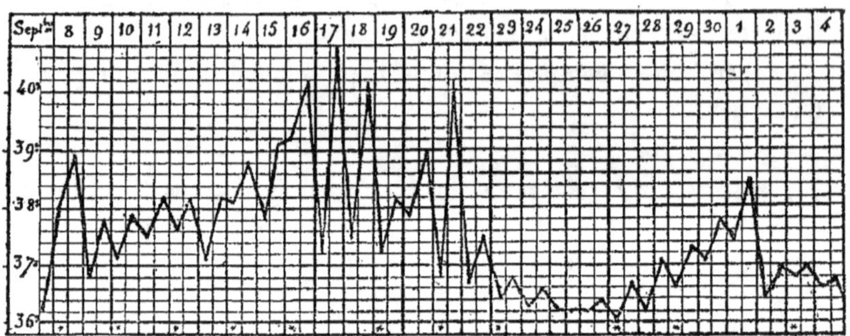

Fig. 1. — * Pansement.

Le 30ᵉ jour la plaie est presque cicatrisée, sauf dans sa partie la
plus déclive, là même où se trouvaient les drains. La toux et l'expectoration présentent les caractères de la bronchite simple.

L'état général, sans être florissant, est celui d'un début de convalescence, avec diminution de la diarrhée et des sueurs, avec retour de
l'appétit et des forces (fig. 2).

Depuis cette époque la guérison s'est confirmée. Les deux côtes se
sont presque complètement reconstituées en formant une légère
dépression.

Toute la plaie s'est cicatrisée sans laisser subsister la moindre
fistule.

Les signes physiques de l'affection ont d'ailleurs presque totalement
disparu.

Enfin, l'état général est devenu vraiment très bon (fig. 3).

Ce fait démontre que le curage d'un foyer de pleurésie purulente
circonscrite, avec gangrène corticale du poumon, peut encore être
entrepris, alors même que l'état général du sujet est vraiment grave.

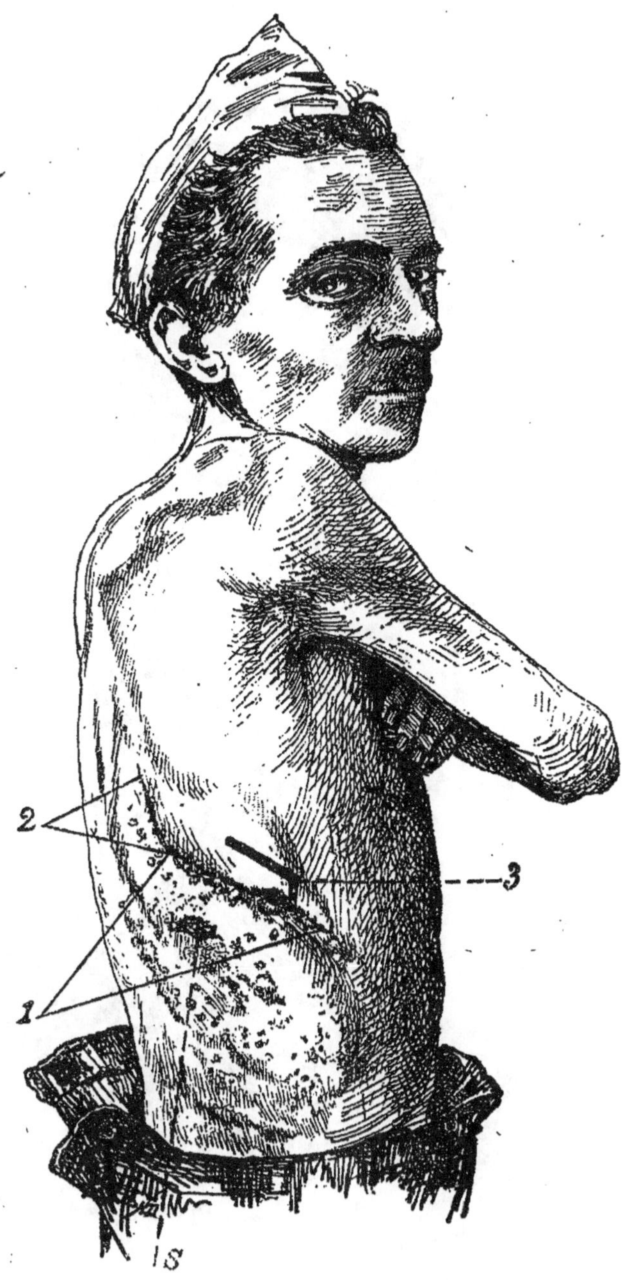

Fig. 2, dessinée par M. Deligny, d'après une photographie artistique de M. le
Docteur H. Lavrand. — 1, première incision cutanée pratiquée sur le milieu
de l'abcès; — 2, seconde incision cutanée, nécessaire pour enlever le fragment
de neuvième côte; — 3, direction des deux incisions destinees à ouvrir le foyer
intra-thoracique, (après l'ablation des deux fragments de côtes, et avant le curage.)

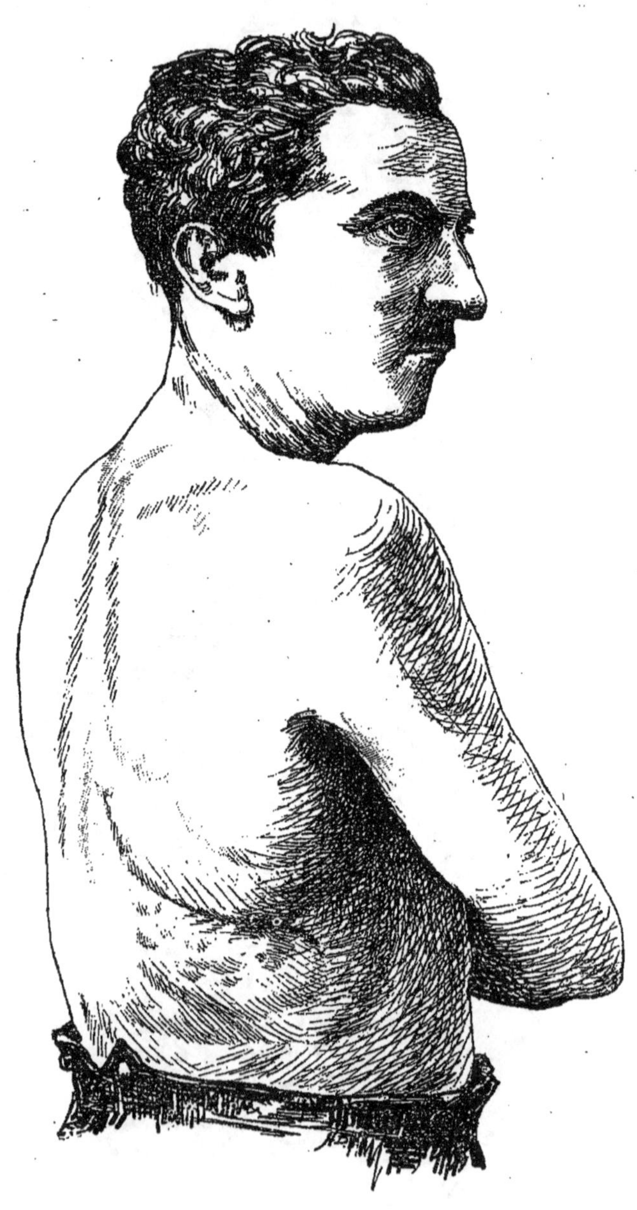

Fig. 3 , dessinée par M. Deligny, d'après une photographie artistique
de M. le Docteur H. Lavrand.

On en peut aussi conclure que les deux complications successives (entérite aiguë d'abord, hypothermie ensuite), ne sont pas incompatibles avec une guérison ultérieurement complète.

A cette réflexion, exprimée il y a trois semaines, je dois ici ajouter deux conclusions nouvelles.

La première se rapporte à un point de diagnostic.

Pendant la convalescence du sujet, alors qu'un petit pertuis laissait encore suinter un reste de pus, un de nos collègues voulut bien examiner, étudier le malade et en tirer cette conclusion : que la plèvre droite contenait encore un litre de pus. — Quelques jours plus tard, c'était un litre et demi. — Enfin, peu de temps après, le même collègue m'informa personnellement que cette pleurésie purulente atteignait deux litres.

Quand, à Paris, je crus devoir poser la question, on voulut à peine examiner la question, tant l'état local et l'état général s'accordaient peu avec le diagnostic pleurésie purulente.

Il faut cependant ajouter, à la décharge de cette erreur de diagnostic, que la plèvre du sujet a été malade : la preuve en est dans l'ostéophyte costo-pleurétique, que j'ai trouvé, (bien que l'observation ne relate pas ce détail), à la face interne de la neuvième côte.— Or, si la plèvre a été autrefois malade, il n'est pas impossible que des altérations secondaires y soient survenues à l'occasion de la maladie, qui a évolué sous nos yeux, ou bien à la suite de l'intervention chirurgicale elle-même. — Cette circonstance a pu donner le change, et faire penser à une pleurésie purulente, à laquelle, pour ma part, je n'ai jamais cru.

Actuellement, il ne me semble guère possible de soulever encore cette question de diagnostic.

La seconde conclusion nouvelle porte sur un incident opératoire.

Au moment d'ouvrir directement le foyer intra-thoracique, le désir de pratiquer l'incision dans la partie la plus déclive faillit m'amener à *blesser le diaphragme*, et par conséquent à *pénétrer dans l'abdomen, au lieu d'ouvrir le foyer intra-thoracique*.

Or, ce danger très pressant, que j'ai vu de très près, un autre de nos collègues l'a redouté comme je viens de le faire. — Tandis qu'il pratiquait une résection de côtes, comparable, à certains points de vue, à l'opération actuellement en cause, notre collègue entendit un médecin proposer une incision, dont je ne saurais préciser les détails. — Mais ce que je sais, ce qui ne s'effacera pas de ma mémoire, c'est la véhémence, avec laquelle le chirurgien repoussa cette proposition, redoutant, disait-il, que son incision vînt à blesser le diaphragme.

Eh bien, c'est sur ce danger que j'appelle l'attention de mes collègues, et je leur demande, afin d'élucider ce point encore peu connu de la pratique, je leur demande si, — parmi eux, — il ne se trouverait pas quelqu'un, qui connût un fait de blessure du diaphragme dans des circonstances plus ou moins analogues.